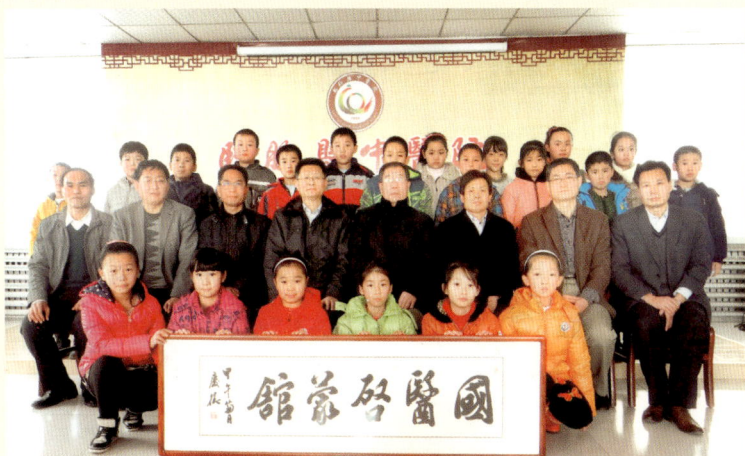

▲ 2014 年 12 月 13 日临朐县中医院国医启蒙馆第一期开班师生合影。国家级名老中医、山东省中医药大学尹常健教授担任名誉馆长，原临朐县委书记、潍坊市政协副主席王庆德题写馆名

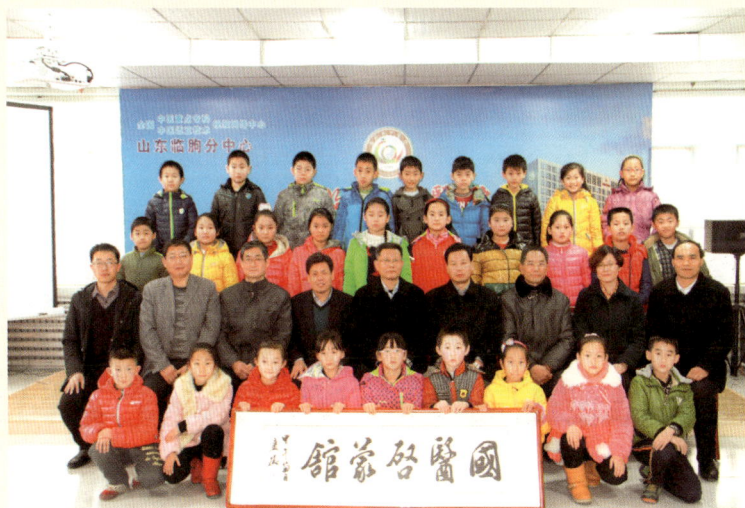

▲ 2016 年 1 月 17 日临朐县中医院国医启蒙馆第二期开班师生合影

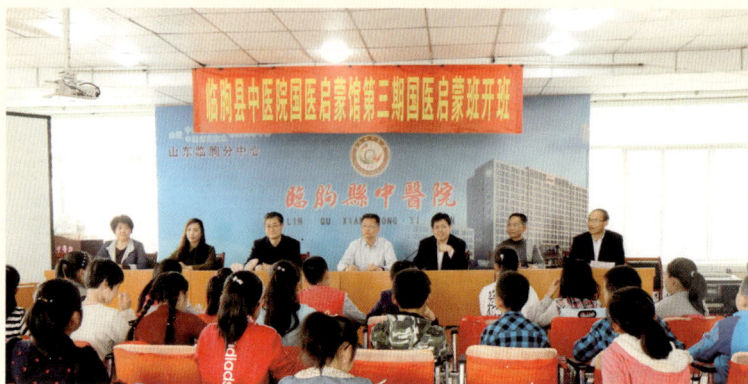

▲ 2017 年 4 月 15 日临朐县中医院国医启蒙馆第三期学生开学第一课

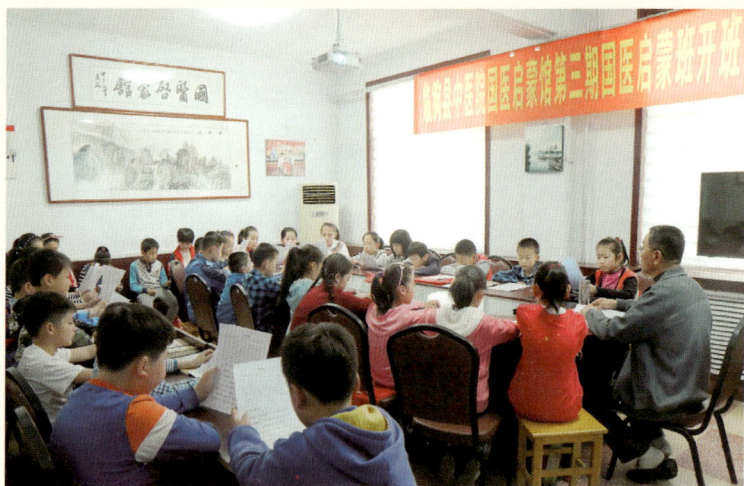

▲ 临朐县中医院国医启蒙馆课堂上学生认真听课

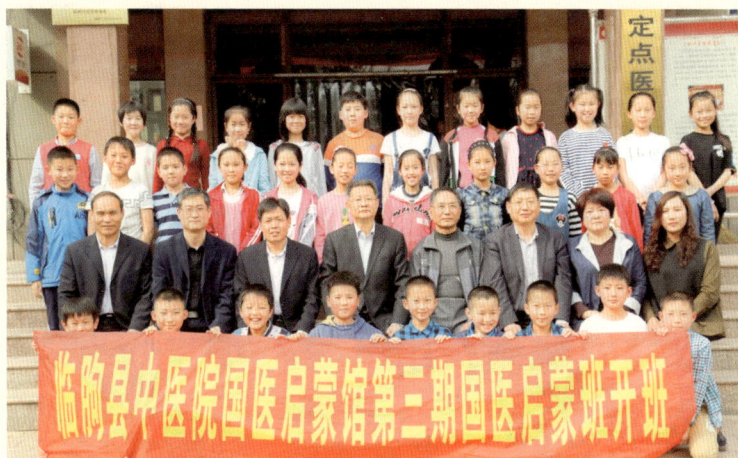

▲ 2017 年 4 月 15 日临朐县中医院国医启蒙馆第三期开班师生合影

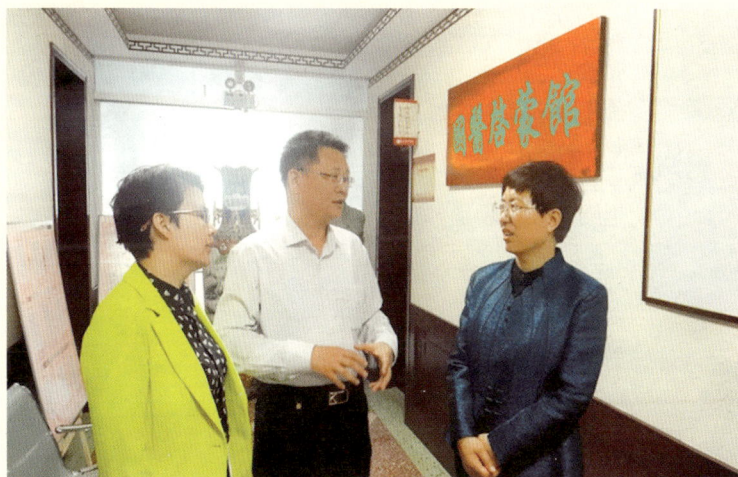

▲ 2015 年 4 月 27 日王随莲副省长来我院调研，现场查看国医启蒙馆

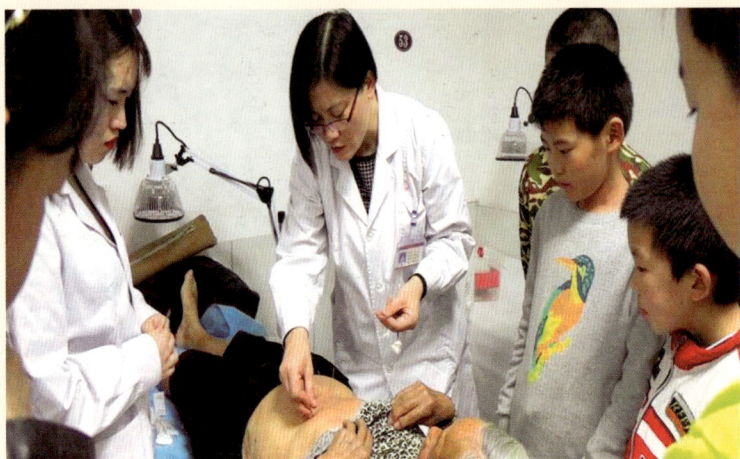

▲ 临朐县中医院国医启蒙馆学生到针灸康复科观摩针刺操作

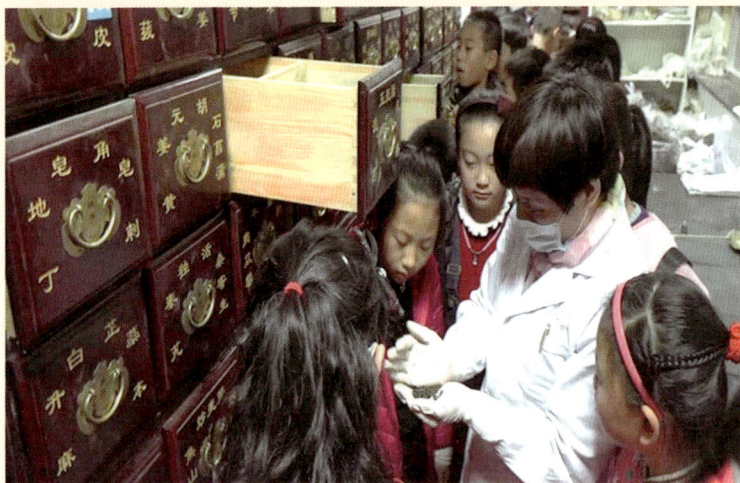

▲ 临朐县中医院国医启蒙馆学生到中药房辨识中药

总主编　谭波

主编　陈士洲

博大精深的中医之理

国医启蒙系列

中国健康传媒集团

中国医药科技出版社

内 容 提 要

　　本书简单介绍了中医学的基本理论知识，目的是使初次接触中医的小学生对中医学的"阴阳""五行""藏象""气血津液"等有一个基本了解。附录列举了几个中医发展史上的大事件，以增强小学生对中医理论知识的感性认识。适合初识中医的小学生学习使用。

图书在版编目（CIP）数据

博大精深的中医之理 / 陈士洲主编 . — 北京：中国医药科技出版社，2018.3

　（国医启蒙系列）

　ISBN 978-7-5067-9796-2

　Ⅰ．①博…　Ⅱ．①陈…　Ⅲ．①中医学—普及读物　Ⅳ．① R2-49

中国版本图书馆 CIP 数据核字（2017）第 296118 号

美术编辑　陈君杞
版式设计　也　在

出版　**中国健康传媒集团**｜中国医药科技出版社
地址　北京市海淀区文慧园北路甲 22 号
邮编　100082
电话　发行：010—62227427　邮购：010—62236938
网址　www.cmstp.com
规格　880×1230mm $\frac{1}{32}$
印张　3 $\frac{1}{8}$
字数　40 千字
版次　2018 年 3 月第 1 版
印次　2023 年 2 月第 3 次印刷
印刷　北京盛通印刷股份有限公司
经销　全国各地新华书店
书号　ISBN 978-7-5067-9796-2
定价　**12.00 元**

丛书编委会

总　主　编　谭　波

副总主编　胡文宝　刘　华　刘兴忠　李培乾

　　　　　陈士洲　宗先祯

编　　委（按姓氏拼音排序）

　　　　　陈士洲　付迎霞　公旭娟　郭　建

　　　　　韩　英　胡文宝　井学娟　井　青

　　　　　李培乾　刘兴忠　刘　华　刘　勇

　　　　　刘冬梅　孙　强　孙永宝　孙成华

　　　　　谭　波　王秀彩　魏丽华　尹秀蓉

　　　　　宗先祯

本书编委会

主　编　陈士洲

编　委　（按姓氏笔画排序）

　　　　王秀彩　尹秀蓉　孙　强

　　　　陈士洲　魏丽华

序

习近平总书记指出："中医药学凝聚着深邃的哲学智慧和中华民族几千年的健康养生理念及其实践经验，是中国古代科学的瑰宝，也是打开中华文明宝库的钥匙。"振兴中医、弘扬中华传统文化，成为我们中医人义不容辞的重任。

早在 1929 年，中医先贤在反对废除中医时，就喊出了"提倡中医以防文化侵略""提倡中药以防经济侵略"的先见之声，拥护中医就是保护我国的国粹。然而 90 年后，我们蓦然发现，西医在现代社会成为主流，并直接影响着人们的生活方式和思维模式，中医学仿佛成为了异类语言，人们无法听懂中医，必须用西医学加以解释，传统文化变成了"古董文化"。

我曾请教一位语言学家，世界上最难学的语言是何种语言，答曰：是汉语。那为什么我们 3 岁的小孩就能伶牙俐齿，老外在华 5 年却依然吐字不清呢？母语，我顿悟。原来我们几十年来，嘴里虽然说着汉语，但思想文化、思维方式、健康认知，早已被现代科学"母语化"了。不能抢占思想认知、思维方式的母语地位，弘扬传统文化、振兴中医就是一句空话。原来这些年我们一直"把自己当客人"。

我们3年前开设了国医启蒙馆，把四年级的学生组织起来，每周末半天（2个学时）学习中医文化，两年一期。开设了《内经》《药性赋》《经典医古文》《标幽赋》《中医基础知识》《中医史简介》等课程，以教授经典原文、死记硬背为主。我们惊讶地发现孩子们记忆力惊人，对古典文化和中医知识的认知没有难易之分，有时对古文的理解达到了我们学中医几十年都无法达到的境界，这可能有点进入"母语状态"了。

为了方便教学，我们对教材进行整理，编写了这套"国医启蒙系列"丛书，包括《内经选诵》（注音版）、《注解雷公药性赋》（注音版）、《图解标幽赋》（注音版）、《经典医古文诵读》（注音版）、《中医史上的那些人和事儿》《博大精深的中医之理》6册。同时我们把《医学三字经诵读　濒湖脉学诵读》（注音版）、《汤头歌诀诵读》（注音版）两册，列为学生课余选读教材。

中医渴望后继有人，国医启蒙馆的学生将来如果从事中医，将有一个良好的童子功，名医可出。即便他们将来不从医，从小用传统文化培根育苗，也将使他们裨益终生，如若能将中医文化思想的种子播撒社会，或将出治国上医！

谭　波

2017 年 6 月

编 写 说 明

中医药学博大精深，传承中医药学知识任重道远！为配合我院"国医启蒙馆"建设与实际讲课需要，我们精心编写了这本《博大精深的中医之理》。

本书简洁地介绍了中医学的基本理论知识，使初识中医的小学生对中医学的"阴阳""五行""藏象""气血津液"等有一个基本的了解，重点是概念的理解与掌握。第二部分列举了几个中医发展史上的大事件，使学生进一步增强中医理论知识的感性认识。

由于编者水平所限，本书编写难免有不足之处，望读者谅解，若能及时提出宝贵意见，我们将不胜感激。

编 者

2017 年 6 月

目录

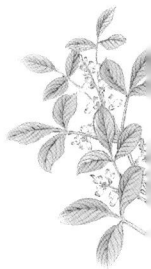

第一章　绪论

一、中医学的概念

中医的起源及发展有几千年历史，中医体系形成于先秦两汉。中医别称有"岐黄""杏林""悬壶""青囊"等，每个都有丰富的内涵。

中医学是中华民族的传统医学，是经数千年发展而形成的，是中医研究人体生理、病理以及疾病的诊断和防治的一门科学。其具有独特的理论体系、丰富的诊疗技术及养生方法，包括中医的基础医学、临床医学和预防康复医学等内容。

中医学是中国传统文化的重要组成部分，渗透着中国传统文化的基本精神和基本特征。中医学也是古代科学技术的重要组成部分，并融入了当时先进的科技成果，是一门以自然科学为主体，多学科知识相交融的医学科学。

> 中医学具有自然科学和社会科学的交叉性
>
> 中医学具有基础学科和应用学科的双重性
>
> 中医学具有科学、仁术和技艺的融合性

中医学是中华民族繁衍昌盛的重要保障，正如习近平主席所言："中医药学凝聚着深邃的哲学智慧和中华民族几千年的健康养生理念及其实践经验，是中国古代科学的瑰宝，也是打开中华文明宝库的钥匙。"

总之，中医学理论体系是受到古代的唯物主义和辩证法思想——阴阳、五行学说的深刻影响，以整体观念为主导思想，以脏腑、经络、精气血津液神的生理、病理为基础，以辨证论治为诊疗特点的医学理论体系。

二、中医学的基本特点

（一）整体观念

"整体"是指完整的个体。中医学的整体观念是指机体自身的完整性和人与外界环境的统一性。

钱学森曾说:"中医的特点在于从整体、从系统来看问题。"(《论人体科学》人民军医出版社,1988.12)

1. 人体是一个有机的整体(五脏一体,形神一体)

(1)组织结构——不可分割

人体以五脏为中心,以心为主导,通过经络内联脏腑、外络肢节的作用,构成了心、肺、脾、肝、肾五大生理功能系统。

(2)生命物质的同一性

精、气、血、津液是构成人体和维持人体生命活动的基本物质,它们相互转化,分布于各脏腑器官,保证了各脏腑器官功能活动的统一性。

(3)功能活动——协调为用

①任何一个脏腑的生理功能都是在其他脏器的密切配合下完成的。

②任何一个体表组织、器官的功能活动都与内脏的活动密切相关。

③五脏与精神活动密切相关,形与神相互依存,不可分离。

（4）病理方面——相互影响

体表组织器官与内脏的病变相互影响

脏腑之间的病变相互影响

形神病变相互影响

（5）诊断方面——为临床上从外测内提供了依据。

《内经》："视其外应以知其内脏，则知所病矣。"

朱丹溪曰："欲知其内，当以观乎外。"

（6）治疗方面——局部病变从整体治疗。

《灵枢·终始》："病在上者，下取之；病在下者，高取之。"

2. 人与外环境的统一性

（1）人与自然环境的统一性——"天人相应"

①人禀天地之气而生存。

②四时气候变化对人体生理、病理的影响。

③昼夜晨昏对人体生理、病理的影响——旦慧、昼安、夕加、夜甚。

④地理环境对人体生理、病理的影响。

病理 {
东方——多痈疡
南方——多挛痹
西方——多内伤
北方——多脏寒生满病
}

⑤自然环境与治疗的关系。

因时
因地 } 制宜

（2）人与社会环境的关系

①社会的治与乱对人体的影响。

{
社会安定，有益健康——太平之世多长寿人
社会动乱，有害健康——大兵之后必有大荒，
　　　　　　　　　　　　大荒之后必有大疫
}

②人的社会地位改变影响身心健康。

《素问·疏五过论》："尝贵后贱，虽不中邪，病从内生。"

中医学在讨论人体生命、健康、疾病等重大医学问题时，不仅着眼于人体自身，而且重视自然环境和社会环境对人体的各种影响，因此在防治疾病的过程中，要求医生既要顺应自然法则，因时、因地制宜，还要注意调整病人因社会因素导致的生理功能失常，

以提高其适应社会的能力。

（二）辨证论治

1.症、证、病的含义

（1）症

即症状、体征，是机体在疾病过程中主观感觉到的和能被客观发现的单个症状或体征，是病、证本质的客观反映。如：头痛、发热、浮肿、脉浮、舌淡苔白。

（2）证

即证候，是机体在疾病过程中某一阶段的病理概括。包括了疾病的原因、性质、部位及邪正之间的关系。反映了疾病在现阶段的本质，可作为治疗疾病的依据。

$$
风寒表实证 \begin{cases} 病因——风寒 \\ 病性——寒 \\ 病位——表 \\ 邪正关系——实 \end{cases}
$$

（3）病

即疾病，疾病是指致病邪气作用于人体后，正邪斗争而引起的阴阳失调所出现的具有一定发展规律的病理变化的全过程。如：肺痈、痰饮、便秘、麻疹、疟疾等。

2. 症、证、病的关系

（1）区别

①症：是可以被感知的疾病现象，是构成证候和疾病的基本要素，是诊断疾病和辨别证候的主要依据。

②证：是一组具有内在联系，能反映疾病阶段性本质的症状集合，是对疾病现阶段本质的认识，代表了疾病当前所处阶段的主要矛盾。

③病：反映了疾病的发生、发展和转归的全部过程和基本规律。

（2）联系

每一种病都包含了以某一症状为主的若干症状、体征组合的不同证候。

3. 辨证论治的概念

辨——分析、辨别

证——证候

论——考虑、讨论

治——治则、治法

将四诊收集的资料，运用中医理论进行分析、综合，辨清疾病的原因、性质、部位及邪正之间的关系，概括判断为某种性质的证的诊断思维过程。根据辨证的结果，确定相应的治疗原则和方法。

4. 辨证与论治的关系

①辨证是决定治疗的前提和依据。

②论治是治疗疾病的手段和方法，是对辨证是否正确的检验。

5. 辨证论治的应用

（1）同病异治

病相同，由于发病的时间、地域不同，或所处疾病的阶段不同，或病人的体质不同，故反映的证不同，因此治法不同。

（2）异病同治

病不同，但由于出现大致相同的证，故治法基本相同。

第二章 阴阳学说

一、基本概念

阴阳是相互对立的事物的两个方面。阴阳学说是中国古代人民创造的朴素的辩证唯物的哲学思想。阴阳学说认为世界是物质性的整体，世界本身是阴阳二气对立统一的结果。正如《素问·阴阳应象大论》所云："阴阳者，天地之道也，万物之纲纪，变化之父母，生杀之本始，神明之府也。"也就是说任何事物均可以用阴阳来划分，凡是运动的、外向的、上升的、温热的、明亮的都属于阳；相对静止的、内守的、下降的、寒冷的、晦暗的都属于阴。

阴阳学说是以自然界运动变化的现象和规律来探讨人体的生理功能和病理变化，从而说明人体的功能活动、组织结构及其相互关系的学说。把对于人体具有推进、温煦、兴奋等作用的物质和功能统归于阳，凝聚、滋润、抑制等作用的物质和功能统归于阴。阴阳具有相关性、普遍性、相对性和可分性。

二、在中医学中的应用

（一）说明人体的组织结构

（1）从人体部位分
- 体表——为阳　上部——为阳
- 体内——为阴　下部——为阴
- 背部——为阳　四肢外侧——为阳
- 腹部——为阴　四肢内侧——为阴

（2）从脏腑分
- 六腑——为阳
- 五脏——为阴

（3）从气血分
- 气主动——为阳
- 血主静——为阴

（二）说明人体的生理功能

《素问·生气通天论》："阴平阳秘，精神乃治。"

阴气平顺，阳气固密，阴阳双方在对立制约消长中维持着相对的动态平衡，人体的生命就正常。

（三）说明人体的病理变化

1. 正、邪的含义

（1）正

即正气，指人体结构与功能活动及其抗病和康复的能力。包括脏腑、经络、精气血津液及其所产生的维护人体健康的能力。用阴阳来区分其属性，可分为阳气和阴精两部分。

（2）邪

即邪气，泛指各种致病因素。其也有阴阳之分，如六淫：寒、湿——阴邪；风、暑、火——阳邪。

2. 说明病理变化的总纲

（1）阴阳偏胜

指阴邪和阳邪致病的一种病理变化。属于阴或阳任何一方高于正常水平的病变。

①阳胜则热，阳胜则阴病

阳胜则热：指阳邪侵犯人体使机体阳绝对亢盛，属实热证。

阳胜则阴病：阳胜的病变必然损伤人体的阴液。

②阴胜则寒，阴胜则阳病

阴胜则寒：指阴邪侵犯人体，使机体的阴绝对亢盛，属实寒证。

阴胜则阳病：阴胜的病变必然会损伤人体的阳气。

（2）阴阳偏衰

指机体的阳气或阴液不足，属于阴或阳任何一方低于正常水平的病变。

①阳虚则寒：指人体阳气虚衰不足，阳虚不能制约阴，则阴相对偏盛而现虚寒证。即"阳虚则阴胜"。

②阴虚则热：指人体阴液不足，阴虚不能制约阳，则阳相对偏亢而出现虚热证。即阴虚则阳亢。

综上所述，"阳盛则热，阴盛则寒，阳虚则寒，阴虚则热"是中医学寒热性病证的病机总纲。《素问·通评虚实论》曰："邪气盛则实，精气夺则虚。"阴阳偏胜所出现的热证、寒证分别为实热证、实寒证；阴阳偏衰所现的热证、寒证则分别为虚热证、虚寒证。

（3）阴阳两虚

因阴阳之间存在互根关系，故又可发生阴阳互损的病理变化导致阴阳两虚。

阴阳互损是指机体的阴或阳任何一方虚损到一定程度，必然导致另一方的不足。表现为：

①阳损及阴：当阳虚至一定程度时，因阳气的不足，累及阴液的化生不足，出现以阳虚为主的阴阳两虚的病理状态。

②阴损及阳：当阴虚至一定程度时，因阴虚累及阳气的化生不足，或阳气无所依附而散耗，出现以阴虚为主的阴阳两虚的病理状态。

③阴阳转化：阴阳失调的病理变化，可在一定的条件下发生转化，即阳证可转为阴证；阴证可转为阳证。

条件 {
正气的强弱
邪气的盛衰
治疗、护理是否得当
}

表现 {
热极生寒，重阳必阴
寒极生热，重阴必阳
}

（四）用于疾病的诊断

《素问·阴阳应象大论》："善诊者，察色按脉，先别阴阳。"

张景岳："凡诊病施治，必须先审阴阳，乃为医道之纲领。"

（1）四诊分阴阳

为辨证提供可靠的依据。

（2）辨证分阴阳

八纲辨证是临床各种辨证方法的纲领，而阴阳又是八纲辨证的总纲。

$$如\begin{cases}表、实、热——阳 \\ 里、虚、寒——阴\end{cases}$$

无论四诊，还是辨证，都必须以分辨阴阳为首务。如张景岳所说："医道虽繁，可以一言蔽之者，曰阴阳而已。"起到执简驭繁的作用。

（五）用于疾病的治疗

《素问·至真要大论》："谨察阴阳之所在而调之，以平为期。"

"阴阳失调"是疾病发生的基本原理，因此把握阴阳失调的状况，调整其阴阳的偏胜偏衰，以恢复阴阳的协调平衡，"必平阴阳"，是最基本的治疗原则。

1. 确定治疗原则

《灵枢·邪客》篇："补其不足，泻其有余。"

（1）泻其有余（损其有余）

适用于阴阳偏胜之实证，即"实则泻之"。

①阴偏胜——实寒证——寒者热之——用温热的方药治之。

②阳偏胜——实热证——热者寒之——用寒凉的方药治之。

（2）补其不足（补其偏衰）

适用于阴阳偏衰之虚证，即"虚则补之"。

①阴偏虚——虚热证——滋阴清热，补阴抑阳，阴液充足，虚热自清。即"壮水之主，以制阳光"。

②阳偏虚——虚寒证——助阳散寒，补阳抑阴，阳气恢复，虚寒自消。即"益火之源，以消阴翳"。

2. 药物性能，必分阴阳

"性能"指药物的四性（四气）、五味及作用。皆可用阴阳来说明。

（1）药之四性（四气）

寒、凉——属阴，如黄连、石膏

温、热——属阳，如干姜、附子、肉桂

（2）药之五味（六味）

辛、甘、淡——属阳，如菊花、薄荷、猪苓

酸、苦、咸——属阴，如地龙、乌梅、五味子

（3）药之作用

升、浮——属阳，如桑叶、升麻、浮萍

降、沉——属阴，如石决明、牡蛎、磁石

第三章　五行学说

一、基本概念

（一）五行

"行"指运动、运行。五行是指木、火、土、金、水五种物质的运动变化。

（二）五行学说

五行学说是研究木、火、土、金、水的概念、特性、生克规律，并用以阐述宇宙万物的运动变化及其相互联系的古代哲学思想，是古人认识世界、解释世界和探求自然规律的一种自然观和方法论。

五行学说认为，宇宙间的一切事物都是由木、火、土、金、水五种基本物质构成的，世界各种事物和现象的发展变化，都是这五种物质不断运动和相互作用的结果。

二、五行的特性

五行的特性是古人在长期的生活和生产实践中，在木、火、土、金、水五种物质的朴素认识基础上，进行抽象而逐渐形成的理论概念，并作出经典性的阐述。将其概括为："水曰润下，火曰炎上，木曰曲直，金曰从革，土爰稼穑。"（《内经》）

（1）水曰润下

水具有滋润、向下的性质。引申为具有滋润、下行、寒凉、闭藏等性质或作用的事物和现象，均归属于水。

（2）火曰炎上

火具有炎热、向上的性质。引申为具有温热、升腾、明亮等性质或作用的事物和现象，均归属于火。

（3）木曰曲直

"曲"，能弯曲柔和之义；"直"，伸展、畅达的意思。是对树木生长形态的概括，引申为具有生长、升发、条达、舒畅等作用或性质的事物和现象，都可归属于木。

（4）金曰从革

"从"，由也，金的来源；"革"，变革之意。"从革"，一指金是通过变革而产生；又指金有变革之性。说明了金的刚柔相济的特性，引申为具有沉降、肃杀、收敛、洁静、发声等性质或作用的事物和现象，都可归属于金。

（5）土爱稼穑

"稼"，春播（种）；"穑"，秋收（收获）。引申为具有受纳、承载、生化等作用或性质的事物和现象，都可归属于土。

由此可见，五行的特性虽来源于对水、火、木、金、土五种物质特性的观察，但实际上大大超过了五种物质的本身，既基于五行，又高于五行，是对五种不同功能属性的抽象概括，成为事物和现象的综合概念，具有更为广泛抽象的含义。

三、事物五行属性归类与推演

五行学说是从五行的特性出发，把自然界的各种事物和现象，分别归属为木、火、土、金、水五大系统。具体归类可分为两种情况。

1.直接归类——取象比类法

将事物的形象与五行的抽象特性相比较，以确定事物的五行归属。

2.间接推演——推演络绎法

根据已知的某些事物的五行属性，推演至与其相关的事物，以得知这些事物的五行归属。

自然界						五行	人体						
五味	五色	五化	五气	五方	五季		五脏	五腑	五体	五官	五志	五液	五脉
酸	青	生	风	东	春	木	肝	胆	筋	目	怒	泪	弦
苦	赤	长	暑	南	夏	火	心	小肠	脉	舌	喜	汗	洪
甘	黄	化	湿	中	长夏	土	脾	胃	肉	口	思	涎	缓
辛	白	收	燥	西	秋	金	肺	大肠	皮毛	鼻	悲	涕	浮
咸	黑	藏	寒	北	冬	水	肾	膀胱	骨	耳	恐	唾	沉

通过上表可看出，五行学说对事物属性的归类与推演法则是以天人相应为指导思想，以五行为中

心，以空间结构的五方、时间结构的五季、人体结构的五脏为基本框架，把自然界的各种事物和现象及人体的生理、病理现象按五行属性进行归类，形成了联系人体内外环境的五大结构系统，不仅说明了人体内在脏腑的整体统一，而且也反映了人与自然的统一性。

四、五行的生克规律

1.相生

指五行之间存在着有序的依次递相资生、助长、促进的作用。

次序：木 $\xrightarrow{生}$ 火 $\xrightarrow{生}$ 土 $\xrightarrow{生}$ 金 $\xrightarrow{生}$ 水

关系 $\begin{cases} 生我者——母 \\ 我生者——子 \end{cases}$ "母子"关系（《难经》）

2.相克

指五行之间存在着有序的间隔递相抑制、制约的作用。

次序：木 $\xrightarrow{克}$ 土 $\xrightarrow{克}$ 水 $\xrightarrow{克}$ 火 $\xrightarrow{克}$ 金

$$
关系
\begin{cases}
克我者——所不胜 \\
我克者——所胜
\end{cases}
\begin{array}{l}
\text{"所不胜与所胜"} \\
\text{关系(《内经》)}
\end{array}
$$

五、五行的制化关系

即生中有克，克中有生，相互生化，相互制约，以推动事物正常的变化与发展。没有相生，就没有事物的发生与成长；没有相克，就不能维持事物在协调关系的变化与发展。可见五行已展示出人体自动调控系统模型的雏形。

六、在中医学中的应用

（一）生理方面

①将人体的脏腑组织结构分属于五行，并与自然界的五气、五季、五化、五色、五味、五方等联系起来，反映了内外环境的统一性。

②说明五脏的某些生理功能，如肝属木，主疏泄；脾属土，主运化。

③说明五脏之间的相互关系，包括以五行相生说

明五脏之间的相互资生关系；以五行相克说明五脏之间的相互制约关系。

五脏之间既相互资生，又相互制约，维持了五脏功能的协调平衡。

（二）病理方面

说明五脏病变相互影响，相互传变。

（1）母子相及传变

　　{ 母病及子——疾病由母脏传及子脏
　　{ 子病累母——疾病由子脏传及母脏，又称

　　　　　　　　"子盗母气"

（2）相克传变

　　{ 传其所胜——如肝病传脾
　　{ 传其所不胜——如肝病传肺

（三）用于疾病的治疗

1. 根据相生规律确定治则与治法

（1）治疗原则

补母泻子。

（2）治疗方法

①滋水涵木：滋肾阴、养肝阴。适用于肾阴亏而

肝阴不足，甚或肝阳上亢之证。

②益火补土：温肾阳以补脾阳，又称"温肾健脾法"。适用于肾阳衰微而脾阳不振之证。

③培土生金：补脾气以益肺气，又称"健脾益气法"。适用于肺气虚弱或肺脾两虚之证。

④金水相生：养肺阴，滋肾阴。适用于肺阴虚日久致肾阴虚的肺肾阴虚证。

2. 根据相克规律确定治则与治法

（1）治疗原则

抑强扶弱。

（2）常用治法

①抑木扶土：即疏肝健脾，调理肝脾法。适用于木旺乘土或土虚木乘的肝旺脾虚之证。

②培土制水：补肾或补脾以制约水湿泛滥。适用于脾虚不运而致水肿胀满之证。

③佐金平木：即泻肝清肺，辅助肺金以制肝木的方法，即滋肺阴，肃肺气，抑肝火。适用于肝火犯肺证。

④泻南补北：泻心火，滋肾水。适用于肾阴亏

虚，心火亢盛的心肾不交之证。

3. 根据药物的色味与五脏相应的关系，指导临床用药

药青味酸多入肝，如青黛、乌梅

药赤味苦多入心，如朱砂、黄连

药黄味甘多入脾，如黄精、红枣

药白味辛多入肺，如白果、辛夷花

药黑味咸多入肾，如玄参、地龙

第四章 藏象学说

一、基本概念

（一）藏象

"业医不知脏腑，开口动手便错。"——清·唐容川

藏象指人体内脏腑的生理功能和病理变化反映于外的征象及与自然界相通应的现象。

藏象是一个动态的名词，藏与象之间存在着本质与现象的关系，因"藏变"可以决定"象变"。"象"是"藏"的外在反映，"藏"是"象"的内在本质，故可"以象论藏"。

$$如\begin{cases} 面色红润，脉搏和缓有力——心血充足 \\ 面色淡白，脉细无力——心血不足 \end{cases}$$

（二）藏象学说

指通过对人体生理、病理现象的观察，研究人体各脏腑及其与形体、官窍、情志之间及脏腑与自然界之间关系的学说。

藏象学说根据内脏的功能特性、形态结构的不同，分为五脏、六腑、奇恒之府三类。

二、特点

1. 以五脏为中心的整体观，心为主宰

五大功能系统

心系统：心、小肠、脉、舌、喜、汗、面

肺系统：肺、大肠、皮、鼻、悲、涕、毛

脾系统：脾、胃、肉、口、思、涎、唇

肝系统：肝、胆、筋、目、怒、泪、爪

肾系统：肾、膀胱、骨、耳（二阴）、恐、唾、发

2. 所指脏腑不单纯是解剖学概念

藏象学说中所指的脏腑更重要的是人体生理和病理学概念，是一个综合性的功能单位。中医学的脏腑功能不但包含了解剖生理学中同名脏器的功能，而且还包括了其他几个脏器的部分生理功能；而解剖生理学中一个脏器的生理功能又可分散在藏象学说中某几个脏腑之中。

中医学的"藏"与"脏器"的概念不同，中医学的整体观察和以象测脏的认识方法决定了"藏"的结构，是在形态结构框架的基础上赋予了功能性成分而形成的形态与功能合一性的结构。因此，"藏"的概念不仅是一个解剖学概念，更重要的是一个生理和病理学概念，是一个形态与功能的综合概念。而西医学是在原子论自然观的指导下，重视还原分析的方法，研究各脏器的解剖结构特点，并从这些结构特点出发，解释各脏器的功能活动。

因此中医与西医的心、肝、脾、肺、肾名称虽然相同，但是生理和病理概念却完全不一样，所以学习脏腑切忌以西证中，对号入座。

三、五脏、六腑、奇恒之府的生理功能

（一）五脏的生理功能

①心：主血脉，主神志。

②肺：司呼吸主气，主宣降，主通调水道，助心行血、化血。肺为娇脏。

③脾：主运化，主升清，主统血。脾喜燥恶湿。

④肝：主疏泄，主藏血。肝为刚脏喜条达。

⑤肾：主藏精，主水，主纳气。肾为水火之宅。

（二）五脏与形体、官窍、志、液、时的联系

①心：脉、舌、喜、汗、夏。

②肺：皮、鼻、悲（忧）、涕、秋。

③脾：肉、口、思、涎、长夏。

④肝：筋、目、怒、泪、春。

⑤肾：骨、耳及二阴、恐、唾、冬。

（三）六腑的生理功能

以通为用，以降为顺。

①胆：主贮藏排泄胆汁，主决断。

②胃：主受纳腐熟水谷，主通降。

③小肠：主受盛化物，分清别浊。

④大肠：主变化传导。

⑤膀胱：贮尿，排尿。

⑥三焦：主持诸气，为水液运行道路。

（四）奇恒之府的生理功能

①脑：主宰生命活动，主精神意识，主感觉运动，髓海。

②女子胞：主月经，养育胎儿。

③骨：身体支架，髓之府。

④脉：血之府。

⑤髓：充脑养骨化血。

⑥胆：既为六腑，又为奇恒之腑。

四、五脏、六腑、奇恒之府的主要区别

（一）五脏

1. 形态

多指胸腹腔中组织结构较充实的脏器（实质性）。

2. 功能特点

化生和贮藏精气，"藏而不泻，满而不实"。

王冰注："精气为满，水谷为实。"均为充满、充盈之义，被精气充盈为"满"，被水谷充盈为"实"。五脏贮藏精气，因此生理情况下应当是精气盈满，而不是水谷为实的状态。

3. 阴阳属性

主静，属阴。

（二）六腑

1. 形态

多指胸腹腔中，中空有腔的器官（管腔性）。

2. 功能特点

受盛、传化水谷，"泻而不藏，实而不满"。

王冰注："六腑但受水谷，传化物。"故生理情况下应当是水谷为实的状态，而不像五脏精气盈满的状态。

六腑传化水谷，当是胃实肠虚，肠虚胃实，虚实更替，保持着畅通的状态。治疗六腑的病变，必须体现其传化物而不藏的特点，以通为用，以降为顺。

3. 阴阳属性

主动，属阳。

（三）奇恒之府

1. 含义

奇，异也；恒，常也，即异于常脏和常腑的一类脏器。其形态似腑，功能似脏，包括脑、髓、骨、脉、胆、女子胞，统称奇恒之府。

2. 形态

中空有腔，是一个相对密闭的组织器官。

3. 功能特点

贮藏精气，"藏而不泻"。

4. 阴阳属性

主静，属阴。

《素问·五脏别论》："脑、髓、骨、脉、胆、女子胞，此六者，地气之所生也，皆藏于阴而象于地，故藏而不泻，名曰奇恒之府。"

第五章　气血津液学说

气血津液是构成人体和维持人体生命活动的基本物质，它们既是脏腑经络等组织器官生理活动的产物，又是脏腑经络等组织器官功能活动的物质基础。气血津液与脏腑经络等组织器官之间存在密切关系。

气血津液 { 气主动，无形——属阳
阴阳属性 { 血、津液主静，有形——属阴

一、气

（一）基本概念

气是构成人体和维持人体生命活动的最基本物质，是人体内具有很强活力、不断运动的精微物质。古人认识人体，辨识疾病，主要是依靠对"气"的感应。

气是维持人体生命活动的基本物质。如《素问·宝命全形论》:"天地合气,命之曰人。"

(二)生成来源

(1)先天——源于父母先天之精气,是构成生命形体的原始物质

(2)后天 { 水谷之精气——源于饮食物
自然界之清气——赖肺司呼吸

(三)生理功能

"人之有生,全赖此气""气者,人之根本也"。

1.推动作用

(1)含义

气具有激发和推动的作用。

(2)作用表现

气以自身的活力和升降出入的运动去推动和激发机体各方面的功能活动。

①激发和促进人体的生长发育与生殖。

②推动和激发各脏腑、经络等组织器官的功能活动。

③推动血液的生成与运行。

④推动津液的生成、输布与排泄。

2. 温煦作用

《难经·二十二难》:"气主煦之。"

（1）含义

气是机体产生热量的物质基础，因动而生阳为热，气是机体热量的来源。

（2）作用表现

①温暖机体，维持体温的恒定。

②温煦脏腑、经络等组织器官，维持其正常的生理活动。

③维持血液、津液等液态物质正常运行。

3. 防御作用

（1）含义

防卫抵御，即气有卫护肌表、抗御外邪侵入的作用。

（2）作用表现

①护卫全身肌表，防御外邪入侵。

《素问·遗篇刺法论》:"正气存内，邪不可干。"

②祛邪外出，防止病邪损害机体。

4. 固摄作用

（1）含义

控制，统摄，约束之意。气对体内液态物质具有统摄和控制，不使其无故流失的作用。

（2）作用表现

①固摄血液，防止溢出脉外。

②固摄汗液、尿液，使其有节制地排出，防止其异常流失。

③控制唾液、胃肠液的分泌。

④固摄精液，防止妄泄而耗损。

⑤摄纳肾气，以维持呼吸运动的正常进行。

5. 营养作用

（1）含义

气是具有营养作用的精微物质。

（2）作用表现

营养全身各脏腑、组织、器官，维持其生理活动。

6.气化作用

（1）含义

广义而言，指气的运动产生的各种变化。

狭义而言，指精、气、血、津液的化生和相互转化。

（2）作用表现

①精、气、血、津液等物质的新陈代谢及其相互转化。

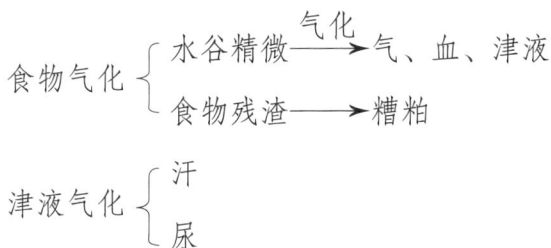

食物气化 {
　水谷精微 —气化→ 气、血、津液
　食物残渣 ——→ 糟粕
}

津液气化 {
　汗
　尿
}

②脏腑、经络等组织器官的功能活动所产生的变化。

《素问·灵兰秘典论》："膀胱者，州都之官，津质液藏焉，气化则能出矣。"

人体的气化运动是永恒的，存在于生命过程的始终，包括了物质和能量的转化过程，中医学认为没有气化就没有生命。

（四）气的作用之间的关系

气的六个功能在人体生命活动中缺一不可，相互间密切配合，共同维系着人的生命过程。气的推动作用来自气的温煦振奋，气化作用又离不开气的温煦、推动。气的温煦、推动、气化三者共同构成人体生命活动的原动力，是人体生命活动所需的最基本的能量来源。推动与固摄作用相反相成，共同维持体内液态物质的运行、输布与排泄。气的营养、防御作用既是气的推动和气化作用的结果，又能抵御外邪侵犯，确保气的生理功能正常发挥。

二、血

（一）基本概念

血是人体脉管内按一定方向运行不息，具有濡润滋养作用的赤色液体，是构成人体和维持人体生命活动的基本物质之一。

（二）生成来源

《灵枢·决气》："中焦受气取汁，变化而赤是谓血。"

（三）生理功能

1.濡润和滋养全身脏腑组织器官

《难经·二十二难》："血主濡之。"

（1）血液充盈

脏腑组织器官得养——面色红润、肌肉丰满壮实，皮肤毛发润泽，筋骨劲强，运动灵活。

（2）血液亏虚

脏腑组织器官失养——面色萎黄，肌肉瘦削，皮肤毛发枯槁，筋骨痿软，肢体麻木，运动不利。

2.是神志活动的主要物质基础

《灵枢·平人绝谷》篇："血脉和利，精神乃居。"

（1）血液充盈

神得血养——神志清晰、精力充沛。

（2）血液亏虚

神失所养——失眠、多梦、惊悸、健忘。

（3）血病及神

血热——扰乱心神——烦躁，甚至神昏谵语。

三、津液

（一）基本概念

津液是机体内一切正常水液的总称，是构成人体和维持人体生命活动的基本物质。包括以下几种。

①脏腑组织的内在体液——胃液、肠液等。

②官窍正常的分泌液——涎、唾、涕、泪等。

③正常的排泄液——汗、尿乃津液所化。

（二）生理功能

（1）滋润和濡养作用

（2）化生血液

（3）调节机体的阴阳平衡

津液性质属阴，生理上，阴液可制约亢奋之阳热，故有调节机体阴阳、协调寒热盛衰、平衡体温等作用。

（4）排泄代谢后的产物和废物

第六章　病因学说

一、概述

（一）病因的概念

病因是指能影响和破坏人体阴阳相对平衡协调状态，导致疾病发生的各种原因。

中医病因学的各基本概念是以具体的、形象的物质名词来表达抽象的要领，但决不能将中医的病因概念简单地理解为其名词所代表的具体事物。中医所采用的是从宏观角度，通过"取象比类"把疾病的症状、体征广泛地与自然界某些事物或现象进行联系比较，并加以概括分类，从而认识各种病因的性质和致病特点。

中医认识病因的方法是以病证的临床表现为依据，通过综合分析其症状、体征，推求病因，即"辨证求因"。为临床治疗用药提供依据，又叫"审因论治"。

通过辨证求因得出的病因，是致病因素与机体反映情况的结合，这种反证法所透视的是病因作用和机体作用之间的综合结果，把病因放到致病的动态过程中去考察，有助于准确把握原因、作用对象和结果之间的辩证关系，从而揭示出一些用单纯理化检测无法认知的本质。

与西医采用的"实验确认法"不同，西医是立足于生物学基础，从微观的角度，靠实验室和显微镜检测，着重揭示病源实体。虽然中西医对病因认识的方法有着本质的差异，但都可以收到异曲同工的效果。

（二）病因的分类

根据病因的发病途径，形成过程将其分为以下几种。

1. 外感致病因素

六淫、疫疠。

2. 内伤致病因素

七情、饮食劳逸。

3. 病理产物形成的病因

痰饮、瘀血、结石。

4. 其他致病因素

外伤、虫兽、金刃、跌打、药邪、胎传等。

二、六淫

（一）基本概念

1. 六气

指自然界风、寒、暑、湿、燥、火六种正常的气候变化。

2. 六淫

陈无择云："六淫者，寒、暑、湿、燥、风、热是也。"是指具有火之炎热特性的热邪。

淫：浸淫、侵害过度之意。指风、寒、暑、湿、燥、火（热）六种外感病邪的总称，又称"六邪"。

3. 六气在什么情况下成为六淫

①六气太过或不及。

②非其时有其气。

《诸病源候论》："春时应暖而反大寒；夏时应热而反大凉；秋时应凉而反大热；冬时应寒而反大温，此非其时而有其气。"

③气候急剧变化，超越了机体的适应能力。

④人体正气不足，抵抗力下降，不能适应六气的正常变化而发病，此时的六气也成了六淫。

（二）致病的共同特点

1. 外感性

六淫之邪多从肌表、口鼻或两者同时受邪，都是从外感受，故又称"外感六淫"。

2. 季节性

六淫致病常有明显的季节性，因此六淫致病与季节气候有关，故又称"时令病"。如春季多温病，夏季多暑（热）病，秋季多燥病，冬季多寒病。

3. 地区性

六淫致病常与居处地区及环境有关。如久居潮湿地区易感湿邪为病；高温环境作业易患燥热之病。

4. 单一性和兼夹性

六淫之邪既可单一伤人致病，又可两种以上相互兼夹侵犯人体致病。如伤风、中暑、外感风热、痹证等。

5. 转化性

六淫之邪侵犯人体后，在一定条件下可以发生转化。如可随人体的体质不同，病证性质发生转化。如外感寒邪可入里化热，暑湿日久可化燥等。

（三）性质和致病特点

1. 风邪

①风为阳邪，其性开泄，易袭阳位。

②风善行数变。

③风为百病之长。

④风性主动。

2. 寒邪

①寒为阴邪，易伤阳气。

②寒性凝滞主痛。

③寒性收引。

3. 暑邪

暑为夏季之主气，乃火热之气所化。暑具有严格的季节性，独见于夏季。

①暑为阳邪，其性炎热。

②暑性升散，易伤津耗气。

③暑多挟湿。

4. 湿邪

①湿为阴邪，易阻遏气机，损伤阳气。

②湿性重浊。

③湿性黏滞。

④湿性趋下，易袭阴位。

5. 燥邪

温燥——初秋，有夏热之余气，燥与温热相合
　　　　　侵犯人体，热象明显
凉燥——深秋，有近冬之寒气，燥与寒凉相合
　　　　　侵犯人体，寒象明显

①燥性干涩，易伤津液。

②燥易伤肺。

6. 火（热）邪

①火（热）为阳邪，其性炎上。

②火（热）易伤津耗气。

③火（热）易生风动血。

④火（热）易致肿疡。

（四）湿邪与寒邪的比较

1. 相同点

寒、湿皆为阴邪，易伤阳气。

2. 不同点

①寒邪易伤卫阳、脾阳、心肾之阳，表现为局部或全身的寒象。

湿邪易困阻脾阳，使脾失健运，表现为泄泻，水肿。

②寒邪致病，其分泌物、排泄物澄澈清冷。

湿邪致病，其分泌物、排泄物秽浊不清。

③寒性凝滞，其致病使气血运行不通，猝然作痛。

湿性黏滞、重浊，其致病阻遏气机，使人困闷不爽，症状黏滞不爽，病程缠绵难愈，且易反复发作。

④寒性收引，其致病使气机收敛，肌腠收缩，汗孔闭塞，筋脉拘急，屈伸不利。

湿性趋下，易袭人体阴位，以下部症状多见。

六淫不仅是致病因素，而且是对外感病证临床症状的概括和归类。六淫概括起来主要是温湿度的条件变化促使不同致病因子作用于机体而生病。如寒、暑、火属于温度的变化，湿与燥属于湿度的变化，风与温湿度皆有关。因此说六淫虽然来自自然气候的变化，但实际上已大大超过了自然气候变化的范围，其包括了生物致病因素和理化致病因素，对辨证论治有重要的意义。

三、七情

（一）基本概念

1. 七情

指人的喜、怒、忧、思、悲、恐、惊七种情志变化。简称"五志"。是人们对外界环境各种刺激所作出的正常的情志反应，一般不会使人致病。

2. 内伤七情

七情致病，病从内生，直接影响有关内脏，使机体气血阴阳失调，脏腑功能失常，是内伤疾病的主要致病因素之一，故又称"内伤七情"。

《三因极一病证方论》："七情，人之常性，动之，则先自脏腑郁发。"

（二）致病原因

只有突然的、强烈的或持久的精神刺激，超越了人体正常的生理调节范围，或当机体心理承受能力下降时，不太强烈的情志刺激也可引起脏腑气血功能紊乱，阴阳失调而发生疾病。可见七情致病与个体耐受能力强弱有关。

生物学研究发现：紧张刺激、心理矛盾、皮质类固醇分泌升高时，由于动员心力应付紧张状态，造成体力过度消耗，致使机体免疫功能下降，与"情绪是癌细胞的活化剂"相吻合。

现代精神神经免疫学研究表明：一个人的情绪、

意志力、应付能力等精神因素，能够强烈影响免疫系统的功能。

美国阿拉巴马大学一位博士领导的研究小组曾对500名男子、600名女子进行了18~20年的追踪调查表明：经常处在高度紧张状态的中年男子，患高血压的可能性比情绪轻松的人要高一倍；情绪极其低落的人，患心脏病的可能性比一般人高一倍；在因心脏病猝死的人当中，情绪极度低落的人半年内死亡率比情绪正常的人高2~3倍。

（三）致病特点

《灵枢·百病始生》篇："喜怒不节则伤脏。"

1. 直接伤及内脏

首先伤及心神，以心、肝、脾三脏病证多见。

2. 影响脏腑气机

《素问·举痛论》："百病生于气也，怒则气上，喜则气缓，悲则气消，恐则气下，惊则气乱……思则气结。"

3.情志活动与病势变化关系密切

在疾病过程中，由于情志的异常波动，使病情加重，恶化，甚至导致死亡。暴怒暴喜易导致暴卒。

四、痰饮

（一）基本概念

指人体脏腑功能失调，水液代谢障碍而产生的病理产物，其稠浊者为痰，清稀者为饮，合称"痰饮"。

津液代谢异常的产物还有水、湿。"水、湿、痰、饮"，四者同源异流，一般认为：水弥漫为湿，湿聚为水、水积成饮、饮凝成痰。相互之间可同时并存，或可转化滋生，故临床上常痰湿、水湿、痰饮、水饮并称。

（二）痰与饮的区别

1.形状

痰——稠浊

饮——清稀

《景岳全书》："痰之与饮，虽曰同类，而实有不同也……饮清澈而痰稠浊。"

2. 性质

痰得阳气煎熬灼液而成——痰热
饮得阴气凝聚而成——饮寒

《临证指南医案》："然痰与饮虽为同类，而实有阴阳之别。阳盛阴虚则水气凝而为痰；阴盛阳虚，则水气溢而为饮。"

3. 所致病位

痰——广泛，可随气升降流行游溢全身，内而脏腑，外而筋骨皮肉
饮——局部，常局限机体某一部位，多停留于胸胁、胃肠、肌肤

（三）分类

1. 有形之痰饮

视之可见
闻之有声　实质性的痰浊和水饮
触之可及

2.无形之痰饮

指一类特殊的病理变化，不见其形，只见其症，如头晕目眩、心悸、呕吐、神昏癫狂、肿块、苔腻、脉滑等，用治痰饮的方法治疗有效，因其无实质性的痰饮可见，故称之。主要是以临床征象为依据来进行分析。

（四）形成

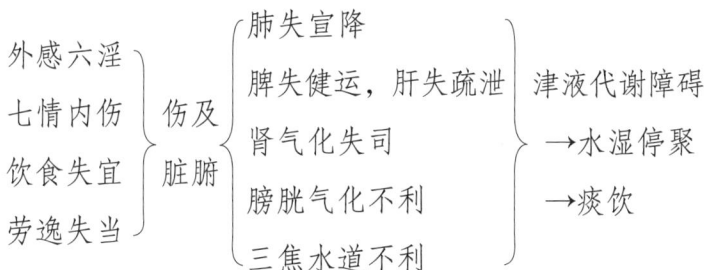

（五）致病特点

"百病多由痰作祟""凡有怪症，莫不由兹"。

（1）病位广泛，病证复杂，症状变化多端。

①痰浊上蒙清窍：头晕目眩、沉重。

②痰窜皮下、筋骨、肌肉：皮下结节、瘰疬、痰核，深部肿块，或成瘘管流溢脓血（阴疽流注）。

③痰结咽喉：咽中梗阻，吞之不下，吐之不出（梅核气）。

（2）痰阻经脉——气血运行不畅——肢体麻木，半身不遂。

（3）停滞脏腑——气机阻滞，功能失常。

①阻于肺：胸闷、咳嗽、喘促。

②困于脾：腹胀满、恶心呕吐、便溏。

（4）易于蒙蔽心神——神昏、癫狂、痴呆。

（5）病势缠绵，病程较长，痰饮乃水湿积聚而成，有黏滞重浊之性，其致病多缠绵难愈。

（6）舌苔滑腻，脉多弦、滑。

痰饮致病表现非常复杂，综合起来可归纳为咳、喘、悸、眩、呕、满、肿、痛等八大主症，结合舌象、脉象不难诊断。

（六）常见饮证

《金匮要略》："夫饮有四……有痰饮，有悬饮，有溢饮，有支饮。"

饮停部位不同，有不同病证，简称"四饮"。

五、瘀血

（一）基本概念

《说文解学》："瘀，积血也。"

瘀血是指体内血液运行不畅，血液停滞脏腑、经脉之中，或离经之血积于体内，未能消散，均称"瘀血"。

（二）形成

（1）外邪入侵
内伤七情 〉气血功能失调
饮食劳逸

气虚——致瘀

气滞——血行受阻——血瘀——瘀血

血寒——血行不利，凝聚成瘀

血热——热入营血，血热搏结——灼伤阴津，
血液黏滞

《医林改错》："血受寒则凝结成块，血受热则煎熬成块。"

（2）各种内外伤，使血离经脉，积于体内，未能及时消散而成。

《灵枢·贼风》曰："若有所堕坠，恶血在内而未去。"

此外，还有"久痛必瘀""久病从瘀"之说。

（三）致病特点

1. 共同特点

（1）疼痛

刺痛，拒按，昼轻夜重，固定不移。

《医林改错》："凡肚腹疼痛总不移动，是瘀血。"

（2）肿块

固定不移，积于体内，久聚不散，多为癥积——质硬，压痛。外伤体表——局部青紫肿胀。

（3）出血

血色紫暗，夹有血块。

《血证论》："血初离经，清血也，鲜血也……离经既久，则其血变作紫血。"

（4）望诊发绀

面部、口唇、爪甲青紫、舌紫暗或有瘀点、瘀斑，久瘀面色黧黑，肌肤甲错，皮下紫斑。

（5）脉诊

涩脉或沉弦，或结代。

2.瘀阻部位不同，病证不同，症状各异

（1）瘀阻在心

心悸，胸前憋闷疼痛，唇舌青紫，神志不清、发狂。

（2）瘀阻在肺

胸痛，咯血暗红或夹血块。

（3）瘀阻肝脾

两胁肿块，疼痛拒按。

（4）瘀阻肠胃

脘腹疼痛，呕血，柏油样大便。

（5）瘀阻胞宫

小腹疼痛，月经不调，血色紫暗有块，或闭经，或崩漏。

（6）瘀阻四肢

局部冰冷，皮色暗红或青紫，坏死（脱骨疽）。

第七章　治疗原则

一、治病求本——中医治病的主导思想

治病求本，是整体观念与辨证论治在中医治疗观中的体现。在治疗疾病时，必须探求疾病的根本原因（病因病机），并针对根本原因进行治疗。

$$
治则的主要内容\begin{cases} 治标与治本 \\ 正治与反治 \\ 调整阴阳 \\ 扶正与祛邪 \end{cases}
$$

二、三因制宜

治疗疾病要根据季节、地域以及人体的体质、性别、年龄等不同而制定适宜的治疗法则。

（一）因时制宜

1. 含义

根据不同季节气候的特点，对人体的不同影响，制定适宜的治法和方药，又称"四时异治"。

2. 用法

①"用寒远寒，用凉远凉"——秋冬寒凉气候，当慎用寒凉药物以防苦寒伤阳。如"冬不用石膏"。

②"用温远温，用热远热"——春夏温热气候应慎用辛温发散之品，以免开泄太过，耗伤气阴。如"夏不用附桂"。

③夏天暑邪致病多兼湿邪，故治病要注意清暑化湿。

④秋天气候干燥，治病慎用香燥之品，宜用辛凉润燥。

（二）因地制宜

1. 含义

根据不同地区的地理特点、气候条件以及人们生活习惯的差异，制定适宜的治法和方药，又称"五方异治"。

《素问·五常政大论》："西北之气，散而寒之；东南之气，收而温之，所谓同病异治也。"

2. 用法

（1）西北地区

地高，气候寒冷干燥，人们体质较壮，腠理致密，病多内伤或外寒里热，治宜散外寒，清里热，药量宜重。

（2）东南地区

地低，气候温热潮湿，人们体质较弱，腠理疏松，病多外感、痈疡或生内伤，治宜敛阳气，温内寒，药量宜轻。

（三）因人制宜

1. 含义

根据病人的体质，年龄，性别及生活习惯等不同特点，制定适宜的治法和方药。

2. 方法

（1）体质

$$\left\{\begin{array}{l}阳胜或阴虚之体——宜寒凉，慎温热 \\ 阴胜或阳虚之体——宜温热，慎寒凉 \\ 体质强盛——药量宜重 \\ 体质瘦弱——药量宜轻\end{array}\right.$$

（2）年龄

老人生机减退，气血阴阳亏虚，病多虚证，或虚实夹杂，多用补法，慎用攻下，药量宜轻。

小儿生机旺盛，但气血阴阳未充，脏腑娇嫩，其病易寒易热易虚易实，病情变化快，忌投峻攻，少用补益，药量宜轻。

故有"老年慎泻""少年慎补"之说。

（3）性别

妇女有经、带、胎产的生理特点，故应注意：在经行期、妊娠期时，峻下、破血、滑利、走窜伤胎或有毒之品当禁用或慎用。带下，应注意祛邪。产后应注意：是否恶露已尽或气血亏虚，宜采用适宜的方药。朱丹溪曰："产前当清热养血。"故临床有"产前宜凉，产后宜温"之说。

$$
\begin{cases}
男子以气为主，精气易虚，多劳损内伤 \\
女子以血为本，阴血易亏，多情志怫郁
\end{cases}
$$

三因制宜充分体现了中医治病的整体观念和辨证论治在实际应用上的原则性与灵活性。

中医发展史上的大事件

一、炎黄子孙与《黄帝内经》

我们常说是炎黄子孙，这里的"炎黄"是指炎帝和黄帝。炎帝与黄帝是中华民族的文化始祖，是传说中远古中国两个部落的领袖。相传炎帝亲尝百草，发展用草药治病。

说起黄帝，功劳就很大了。首先黄帝统一了华夏，《史记·五帝本纪》载有："黄帝先吞并了炎帝，然后一起打败了恶魔蚩尤，统一了华夏。"其次是黄帝治国有方，种植多种粮食作物，使当时的原始农业有了进一步的发展。

相传黄帝创作《黄帝内经》（简称《内经》），但实际上《内经》并非一个作者于一个时期创作，而是多个作者跨越了较长时间完成，只是借以"黄帝"命名。而关于本书的成书年代，也有"先秦""战国""西汉"等不同观点。

《内经》是中国传统医学的渊源，几千年来它在防病治病、保健养生方面，为中华民族的繁衍昌盛，做出了卓越贡献。

《内经》之所以被历代医家奉为经典，是因为它不仅包含有丰富而科学的医学理论，防治疾病的重要原则与技术，同时还从宏观的角度论证了天、地、人之间的相互关系。并且运用古代多学科的理论与方法讨论和分析了医学科学最基本的课题——生命规律，从而建立起了中医学的理论体系。两千年来，历代医学家正是在《黄帝内经》所创建的理论、确立的原则、应用的技术与方法的基础上，通过不断探索、实践与创新，使中医学术得到持续发展。

一部宏伟壮阔的中国医学史，无处不体现着《内经》的指导作用；光彩纷呈的众多医学流派，无不以《内经》的理论为其渊源；古今无数的中医学大家，或者理论上独树一帜，或者防治疾病效验如神，然而究其成功之路，均未离开研承《黄帝内经》，以为立说之根本。

《内经》不仅是一部医书，更汲取了古代科学家对天文、历算、气象、生物、地理，以及人类、心理、逻辑、哲学、养生等多个领域的研究成果，从而展示了古代丰富的科学成就，具有极高的文献价值。

二、从《神农本草经》到《本草纲目》

在中国古代，大部分药物是植物药，所以"本草"成了它们的代名词，这部分也以"本草经"命名。汉代托古之风盛行，人们尊古薄今，为了提高该书的地位，增强人们的信任感，借用神农尝遍百草，发现药物这妇孺皆知的传说，将神农冠于书名之首，定名为《神农本草经》（简称《本经》）。俨然像《黄帝内经》冠以"黄帝"一样，都是出于托名古代圣贤的意图。

《本经》是现存最早的药物学专著，为中国早期临床用药经验的第一次系统总结，被誉为中药学经典著作。全书分三卷，载药 365 种（植物药 252 种，动物药 67 种，矿物药 46 种），分上、中、下三品，上、中二品各 120 种，下品 125 种。当时认为，上品是无毒的、具有补养作用的药物，可以久服，使人延年益寿；中品指或有些毒性，或则无毒，既可以治病也可用于补养的药物；而下品125种一般多为有毒性之药物，只能用于治病，不可久服。这种分类法虽较原始，但对当时的医药学，特别是治疗学，具有积极的意义。书中对每一味药的产地、性质、采集时间、入药部位和主治病证都有详细记载。对各种药物怎样相互配合应用，以及简单的制剂，都做了概述。祖先通过大量的治疗实践，还发现了许多特效药物，如麻黄可以治疗哮喘，大黄可以泻火，常山可以治疗疟疾等。

《本经》依循《内经》提出的君臣佐使的组方原则，总结了"药有君臣佐使"，将药物以朝中的君臣地位为例，来表明其主次关系和配伍法则。《本经》对药物性味也有详尽描述，在其《序录》中简要提出"药有酸、咸、甘、苦、辛五味，又有寒热温凉四气及有毒无毒""疗寒以热药，疗热以寒药，饮食不消以吐下药……各随其所宜"等指出寒热温凉四气和酸、苦、甘、辛、咸五味是药物的基本性情，可针对疾病的寒、热、湿、燥性质的不同选择用药。寒病选热药；热病选寒药；湿病选温燥之品；燥病须凉润之流，相互配伍，并参考五行生克的关系，对药物的归经、走势、升降、浮沉都很了解，才能选药组方，配伍用药。

《本经》药物之间的相互关系也是药学一大关键，《本经》提出的"七情和合"原则在几千年的用药实践中发挥了巨大作用。"有单行者，有相须者，有相使者，有相畏者，有相恶者，有相反者，有相杀者"等药物配伍方法。药物之间，有的共同使用就能相互辅佐，发挥更大的功效，有的甚至比各自单独使用的效果强上数倍；有的两药相遇则一方会减小另一方的药性，使其难以发挥作用；有的药可以减去另一种药物的毒性，常在炮制毒性药时或者在方中制约一种药的毒性时使用；有的两种药品本身均无毒，但两药相遇则会产生很大的毒性，进而损害身体等。服药时间应按病位所在确定在食前、食后或早晨、睡前服药，对临床用药都有一定的指导意义。文字简练古朴，成为中药理论精髓。

唐代经济繁荣，促进了中药学的发展。唐政府率先完成了世界第一部药典性本草——《新修本草》（又称《唐本草》）的编修工作。全书载药 850 种，还增加了药物图谱，进一步完善了中药学的规模格局。

　　宋代的本草可分为官修本草和民间本草两个系列，官修本草有《开宝本草》《本草图经》等，民间的本草主要有《经史证类备急本草》《本草衍义》等。

　　到了明代，医药学家李时珍历时 27 年，完成了中药学巨著《本草纲目》，全书载药 1892 种，成为中国本草史上最伟大的集成之作。收载了我国 16 世纪以前药学成就之大成，并且广泛介绍了植物学、动物学、矿物学、冶金学等多学科知识，其影响远远超出了本草学的范围；药物分类方法先进，纲目清晰；药物记载内容精细，显示了辨证用药的中医理论特色；百病主治药部分，为药物按功效主治病证分类的典范，另外还保存记载了大量医学文献，纠正了诸家本草的部分谬误，收载了一些民间药物和外来药物。

三、《伤寒杂病论》及其对后世的影响

　　张仲景，东汉末年著名医学家，中国古代传统中医药学的集大成者和代表人物，生平古"东原"（今山东东平），著有《伤寒杂病论》。公元 219 年，张仲景去世，失去了作者的庇护，《伤寒杂病论》开始在

民间旅行。在那个年代，书籍的传播只能靠一份份手抄，流传开来十分艰难。时光到了晋朝，《伤寒杂病论》命运中的第一个关键人物出现了。这位名叫王叔和的太医令在偶然的机会中见到了这本书。书已是断简残章，王叔和读着这本断断续续的奇书，兴奋难耐。利用太医令的身份，他全力搜集《伤寒杂病论》的各种抄本，并最终找全了关于伤寒的部分，并加以整理，命名为《伤寒论》。《伤寒论》著论 22 篇，记述了 397 条治法，载方 113 首，总计 5 万余字，但《伤寒杂病论》中杂病部分没了踪迹。王叔和的功劳，用清代名医徐大椿的话说，就是"苟无叔和，焉有此书"。王叔和与张仲景的渊源颇深，不但为他整理了医书，还为我们留下了最早的关于张仲景的文字记载。王叔和在《脉经》序里说："夫医药为用，性命所系。和鹊之妙，犹或加思；仲景明审，亦候形证，一毫有疑，则考校以求验。"之后，该书逐渐在民间流传，并受到医家推崇。南北朝名医陶弘景曾说："惟张仲景一部，最为众方之祖。"可以想象，这部奠基性、高峰性的著作让人们认识了它的著作者，并把著作者推向医圣的崇高地位。

张仲景去世800年后的宋代，是《伤寒杂病论》焕发青春的一个朝代。宋仁宗时，一个名叫王洙的翰林学士在翰林院的书库里发现了一本"蠹简"，被虫蛀了的竹简，书名《金匮玉函要略方论》。这本书一部分内容与《伤寒论》相似，另一部分，是论述杂病的。后来，名医林亿、孙奇等人奉朝廷之命校订《伤寒论》时，将之与《金匮玉函要略方论》对照，知为仲景所著，乃更名为《金匮要略》刊行于世。《金匮要略》共计25篇，载方262首。至此，《伤寒杂病论》命运中的几个关键人物全部出场了。《伤寒论》和《金匮要略》在宋代都得到了校订和发行，我们今天看到的就是宋代校订本。除重复的药方外，两本书共载药方269个，使用药物214味，基本概括了临床各科的常用方剂。

《伤寒杂病论》是我国最早的理论联系实际的临床诊疗专书。它系统地分析了伤寒的原因、症状、发展阶段和处理方法，创造性地确立了对伤寒病的"六经分类"的辨证施治原则，奠定了理、法、方、药的理论基础。书中还精选了三百多方，这些方剂的药物配伍比较精炼，主治明确。如麻黄汤、桂枝汤、柴胡汤、白虎汤、青龙汤、麻杏石甘汤。这些著名方剂，经过千百年临床实践的检验，都证实有较高的疗效，并为中医方剂学提供了发展的依据。后来不少药方都是从它发展变化而来。名医华佗读了这本书，啧啧赞叹说："此真活人书也。"喻嘉言高度赞扬张仲景的《伤寒论》"为众方之宗、群方之祖""如日月之光华，旦而复旦，万古常明"（《中国医籍考》）。

　　《伤寒杂病论》是后世业医者必修的经典著作，历代医家对之推崇备至，赞誉有加，至今仍是我国中医院校开设的主要基础课程之一，仍是中医学习的源泉。在这部著作中，张仲景创造了三个世界第一：首次记载了人工呼吸、药物灌肠和胆道蛔虫治疗方法。《伤寒杂病论》成书近2000年的时间里，一直拥有很强的生命力，它被公认为中国医学方书的鼻祖，并被学术界誉为讲究辨证论治而又自成一家的最有影响的临床经典著作。书中所列药方，大都配伍精当，有不少已经现代科学证实，后世医家按法施用，每能取得很好疗效。历史上曾有四五百位学者对其理论方药进行探索，留下了近千种专著、专论，从而形成了中医学术史上甚为辉煌独特的伤寒学派。据统计，截至

2002年，光是为研究《伤寒杂病论》而出版的书就近2000种。

《伤寒杂病论》不仅成为我国历代医家必读之书，而且还广泛流传到海外，如日本、朝鲜、越南、蒙古等国。特别是日本，历史上曾有专宗张仲景的古方派，直到今天，日本中医界还喜欢用张仲景方，在日本一些著名的中药制药工厂中，伤寒方一般占到60%以上。日本一些著名中药制药工厂如小太郎、内田、盛剂堂等制药公司出品的中成药（浸出剂）中，伤寒方一般也占60%以上（其中有些很明显是伤寒方的演化方）。可见《伤寒杂病论》在日本中医界有着深远的影响，并且在整个世界都有着深远的影响。

四、金元四大家

宋金元时期是中医理论发展的一个重要时期，称为"新学肇兴"。这一时期由于长期的战乱，人民生活贫苦，疾病流行，奠定了产生金元四大家的社会基础。金元四大家指金元时期的刘完素、张从正、李杲、朱震亨等四位著名医学家。金元四大家，代表了四个不同的学派。刘完素认为疾病多因火热而起，在治疗上多运用寒凉药物，因此称之为寒凉派。张从正认为治病应着重祛邪，"邪去而正安"，在治疗方面丰富和发展了汗、吐、下三法，世称"攻下派"。李杲认为"内伤脾胃，百病由生"，在治疗上长于温补脾胃，因而称之为"补土派"。朱震亨认为"阳常有余、阴常不足"，善用"滋阴降火"的治则，世称"滋阴派"。

元末明初著名文学家宋濂在为朱震亨《格致余论》题词时说"金以善医名凡三家，曰刘守真（刘完素）、曰张子和（张从正）、李明之（李杲），虽其人年之有先后，术之有救补，至于推阴阳五行升降生成之理，皆以《黄帝内经》为宗，而莫之异也。"又说：元·朱震亨《格致余论》"有功于生民者甚大，宜与三家所著并传于世"。自此而后，"金元四大家"之称，则流于世。

刘完素（公元 1120~1200 年），字守真，河北河间人，故亦称刘河间，别号守真子，自号通玄处士。是宋金医学界最早敢于创新并且影响较大的一位医家，他的主要著作有《素问玄机原病式》二卷、《素问病机气宜保命集》三卷和《宣明论方》十五卷。刘氏认为"法之与术，悉出《内经》之玄机"，创造性地发挥了《内经》病机十九条的理论，认为疾病多因火热而起，倡"六气皆从火化"说，治疗多用寒凉药，世称"寒凉派"。他提出"降心火，益肾水"为主的治疗火热病的一套方法，给后世温病学派以很大启示。

张从正（约公元1156~1228年），字子和，号戴人。也是一位具有革新思想的医家，其代表作是《儒门事亲》（其中前三卷为张氏亲撰），张氏善用攻法，认为"治病应着重祛邪，邪去则正安，不可畏攻而养病"，发展和丰富了应用"汗、吐、下"三法，世称"攻下派"。他还十分重视社会环境、精神因素等致病作用，成功地应用"心理疗法"来治疗各种疾病。张氏师古而不泥古，提出"勿滞仲景纸上语"的观点，非常具有革新思想。

李杲（公元1180~1251年），字明之，号东垣老人，是著名医家张元素的高徒，他发展了张氏脏腑辨证之长，区分了外感与内伤。认为"人以胃气为本""内伤脾胃，百病由生"。首创内伤学说理论，代表作是《脾胃论》。他采取了一套以"调理脾胃""升举清阳"

为主的治疗方法，世称"补土派"。所创的不少著名方剂，如升阳益胃汤、补中益气汤、调中益气汤等为后世广泛应用。

朱震亨（公元 1281~1358 年），字彦修，浙江义乌人，世居丹溪之边，因以为号。跟随许白云学习程朱理学。30 岁时才改儒学医，拜名医罗知悌为师，对刘、张、李各派学术都做过认真研究，成为当时著名的医学家。主要著作有《格致余论》《局方发挥》《丹溪心法》《金匮钩玄》《素问纠略》《本草衍义补遗》等。他充分研究了《内经》以来，各家学说关于"相火"的见解，创造性地阐明了"相火"有常有变的规律，提出了著名的"阳常有余，阴常不足"的观点，临证治疗上提倡滋阴降火之法，世称"滋阴派"。提出"百病皆因痰作祟"的观点。他的学说丰富了中医学，在国内有很大的影响，被誉为"集医之大成者"。